I0783857

BOAS E MÁS NOTÍCIAS AOS APRECIADORES DE ALCOÓLICOS!

JEREMIAS F. TORRES

CAPÍTULO I

QUEM NASCEU PRIMEIRO? A CACHAÇA OU O CACHACEIRO?

Essa grave questão equivale àquela outra: o ovo ou a galinha?

Onde várias pesquisas serão levadas a cabo e nada se encontrará.

E se chegar-se a alguma conclusão, não fará a mínima diferença.

Sabe-se que a bebida existe desde os tempos mais longínquos da história!

Inútil tentar descobrir quando surgiu o cachaceiro primordialmente, mas, pelo que se vê na a sociedade e pelo lugar "privilegiado" que ela ocupa, conclui-se primordialmente, que ela não causou dano suficiente e as pessoas não tem a mínima idéia com quem estão lidando, bem como o perigo que representa.

Esse insignificante cálice de cristal...

Esse rústico copo ou mesmo o gargalo da garrafa, ao longo tempo, causarão estragos incalculáveis!

Tanto no aspecto individual e também sobre o aspecto geral na sociedade!

E justamente por desconhecerem completamente seu potencial

destrutivo que as autoridades ainda se mostram totalmente permissivas e tolerantes. Afinal de contas quem não bebe "uma cervejinha?"

Na verdade, muitas pessoas não bebem e são justamente essas, vítimas principais da bebida, seja no trânsito, na família, no trabalho e no dia a dia!

Mas, quem será que teve a idéia, de pisar em uvas e transforma-la em vinho? Ou quem desde muitos e muitos séculos conseguiu imaginar que do caldo maravilhoso, inofensivo da cana, poder-se-ia extrair-se a cachaça e outros derivados?

Progressivamente o engenho dos homens para inventar nesse sentido foi imensurável!

Se toda a dedicação que os homens usaram para inventar novas formas e maneiras de sorver "álcool", fosse usada na chamada tecnologia industrial, aero espacial, no social, na educação, na alimentação, etc., não haveria mais analfabetos sobre a face da Terra, ninguém mais morreria por falta de atendimento médico e o homem já estaria voando de disco!

Ao contrário, a indústria etílica, investe milhões para que seus fies consumidores continuem firmes em seus propósitos bebendo, consumindo!

Enfim, a sociedade não tem força de reação para debelar ou mesmo imaginar como conter o poderio dessa doença que progride violentamente em todos os meios sociais, e hoje, desde até a infância e para "minimizar" sua culpa, esses senhores, procuram usar nas propagandas, aquela chavão: "beba com moderação"

Essa assertiva pode ser válida para alguns poucos indivíduos ainda não dominados pelo vício da bebida, mas com certeza para a grande maioria, que de maneira nenhuma se acha um dependente, não tem valor nenhum e é para esses que a indústria quer que chegue o chavão!

Eles sabem que uma pessoa normal, que observe atentamente seu recado, jamais chegaria a exagerar na bebida, enquanto que um outro "já dominado", nem "vai perder tempo" lendo/entendendo as entrelinhas, ele quer é beber!

E mesmo as inúmeras ressacas, os enjôos, as brigas, as mortes que presencia, não é argumento suficiente para que esses indivíduos reconheçam que as coisas não andam bem e com certeza não vão acabar bem, porque após o próximo copo, com o raciocínio embotado, tudo que ele quer é sorver o próximo trago!

CAPÍTULO II

ALGUÉM PARA CONTAR A HISTÓRIA!

Francamente?

Nunca acreditei nem por um instante que pudesse ser eu...

"Cabra marcado pra beber!"

Fui um deles!

Assim como o foram Nenê, Gilmar, Amadeu...

Todos valentes amigos que morreram vitimados pelas garras implacáveis da "bendita" cachaça!

Não tiveram tempo de refletir sobre o problema e talvez se o tivessem não mudariam sua conduta, infelizmente, devido ao fascínio que ela oferece. Não o conseguiram, principalmente por causa do ilusório alívio que oferece a almas atormentadas, como a minha, por exemplo!

E todos se foram.

Um após outro sucumbiram!

Todos vítimas do amor...

Amor incondicional a "catcha!"

Uma coisa é certa: se existe inferno e se há algo que atua no mundo a fim de conduzir muitas almas incautas a esse reino, esse algo, sem dúvida é o álcool!

Exerce tamanho fascínio que no final (ou no começo) acaba fazendo parte do dia a dia das pessoas!

E mais!

Torna-se um membro da família!

Quando o casal não tem filhos e bebe, ele (o álcool) é o filho que faltava!

Quando o marido é incompreendido pela esposa, vai até o bar próximo, através dos "tragos", encontrar o que ele acha que falta no lar!

O executivo estressado! A empregada humilhada! O jogador de futebol desobediente! O filho adolescente!

Todos! Todos! Dizem encontrar consolo nele (álcool) ou nela (pinga; cerveja, etc.), como preferirem!

E a vida segue seu curso!

E o álcool também!

Por fim, como todo enviado e mensageiro do mal, cobra seu preço ele cobra o seu!

Consequentemente, lares desfeitos, assassinatos nos bares, filhos viciados nas drogas (pesadas), executivos sem empregos, empregadas despedidas, etc., isso sem se falar da loucura mesmo gerada por ele, cirrose hepática, suicídios, vergonha....

Quer vergonha maior do que o pai de família, sob o efeito devastador do etílico xingar vizinhos, patrões, amigos, bater em filhos, etc! e no dia seguinte dizer não se lembrar de nada!

Contudo, não obstante todas as evidências, todos são unânimes em partir para defesa desse inimigo devastador, usando daquele velho chavão que muitos já devem ter ouvido: "fulano não sabe beber!"

E o que é saber beber?

Sobre isso pode ser falado mais adiante!

Seja como for, o que a sociedade entende, como àquele que sabe beber, refere-se ao homem ou mulher que ainda consegue beber "normalmente" e nesse normalmente, ainda se sente confortável ao ponto de ainda conseguir articular palavras, ousar dirigir sem medo (e é por isso o aumento exagerado nos acidentes automobilísticos), e mesmo na hora do almoço, após ingerir alguns copos ainda se porta "seguindo o protocolo!"

Esse como eu entendo, é o chamado expert em bebida!

Mas, há más notícias sobre esse aspecto, infelizmente, para eles...

CAPÍTULO III

SABER BEBER!

Quem o sabe?

Imediatamente, tenho certeza, muitos se apresentarão: eu sei!

Meu tio também o sabia e muito bem!

Assim como "Nenê"; Amadeu, Gilmar, "Zé 30", Raul, Ronaldo, Jimi, etc., e tantos outros anônimos e tantos outros artistas!

Porém, meio tio também o sabia!

Recém-chegado em São Paulo, por volta de 1967/1968, após muito esforço honesto, conseguiu aquilo que hoje em dia, está muito mais difícil de conseguir: moradia!

Concomitantemente, conseguiu um bom emprego, uma belíssima esposa, amigos à revelia, dinheiro é claro, e... o apetite pela bebida!

O homem sabia beber!

Tanto que, em sua casa havia "seu barzinho", composto de vários rótulos de bebida, entre batida, vinhos, vodcas, whisky, etc.

Acredito que nessa época, ainda não bebia cachaça, pinga, isso para muitos bebedores, é "sinal de decadência!"

O tempo foi passando, o vicio se acirrando e algumas complicações chegando!

Não deu a mínima importância, afinal de contas ele sabia beber!

Mantinha o emprego, a esposa, a família, os carros, etc.!

Infelizmente, a história de um bebedor nunca acaba bem, nem ele achando mesmo que sabe beber!

Vendo-se prejudicado sob alguns aspectos físicos: parou de fumar!

Verdade, o cigarro é um grande vilão, porém, suas ramificações prejudiciais, além do fumante, atinge relativamente as outras pessoas, enquanto que o álcool, a partir do instante que domina o indivíduo, atinge todo mundo: a família, o emprego, as amizades, a saúde e como não poderia deixar de ser, o desempenho sexual, outrossim, tudo isso somado a outros tantos fatores gravíssimos, não são argumentos suficientes para fazer o homem "que sabe beber" reconhecer ou suspeitar, que tem um problema!

Nunca é culpa da bebida!

Sempre são outros fatores: não comeu adequadamente, misturou bebida a com a bebida b, a preocupação, ter dormido mal, e assim sucessivamente, as desculpas se sucedem!

A partir do instante, em que o apetite voraz devastador vai aumentando, o amor próprio vai diminuindo com o passar dos anos e futuramente, torna-se evidente, quando a destruição chega!

Com efeito, seguindo essa regra macabra, meu tio perdeu tudo, tudo mesmo: a família, os bens, sua posição de destaque como empresário, os amigos (é claro, não tinha mais como pagar bebida), os carros, e por último a dignidade. Acabando finalmente, por sujeitar-se a beber "pinga do gargalo" da garrafa, junto como outros tantos paupérrimos bebedores, profissionais(?!)

Sim, nesse estágio não fazem mais nada, além de beber e dormir e dependentes da comiseração pública, os poucos trocados que conseguem é para investir no vício e meu tio, quem diria, tornou-se um deles!

O que ainda o diferenciava dos outros é ter alguma renda da aposentadoria, fruto de um emprego público conseguido, quando ainda conseguia articular-se como ser humano!

Por fim, abandonado dos familiares, dos amigos, do convívio social, lá nos interiores do Estado, no meio do mato, morreu só e abandonado!

Trajetória mais rápida e devastadora, no entanto, foi o do "Zé 30", acima descrito!

Homem de bem, trabalhador, cumpridor de seus deveres, abstêmio não por qual cargas d'água, resolveu provar do "elixir macabro!"

Foi paixão imediata!

E pela intensidade da paixão, foi dominado completamente!

Tornou-se quase que imediatamente dependente!

Fugiu de casa, foi morar em carros abandonados e inutilmente, seus familiares o traziam para casa. Fugia todas as vezes e voltava para rua e para o vício!

Em poucos anos, morreu escravizado!

CAPÍTULO IV

QUANDO O BRASIL FOR UM PAÍS...

Sério, o Legislador antes de pensar em sua tendência, pensará um pouco mais nos transeuntes e motoristas rebeldes!

O que é difícil para o Juiz, o Promotor o Legislador entender, é que esse negócio de "percentagem" de álcool por litro de sangue, não funciona!

Nunca vai funcionar!

Esse tipo de Lei como tantas outras no país, não passa porque o espírito de corporativismo nacional, impede uma avaliação séria dos pormenores, devido ao medo de algo passar e de alguma forma o povo poder se beneficiar de uma legislatura justa e que atinja os anseios da população. Isso não pode acontecer!

Razão pela qual, os Legisladores quando se reúnem para criar ou modificar leis, que claramente estão ultrapassadas, pensam primeiramente em seus pares do que no malefício ou benefício dessa ou daquela lei propriamente dita!

Consequentemente, o Estatuto da Criança e do Adolescente é perfeito(?) para ser aplicado nos jovens que residem na Suíça, na Dinamarca, na Alemanha, aqui tornou-se "uma piada"; o Código Penal foi ótimo, há 30 ou 40 anos atrás... agora requer atualização e o que ocorre?!

Medo!

Os legisladores tem medo de modificarem o que precisa e de alguma forma, serem prejudicados posteriormente, pois, convenhamos, do jeito que está, é ótimo para os nobres e mais ainda para o crime organizado!

Mas, voltando, esse negócio de etilometro o "bafômetro" para medir quanto o individuo bebeu e quanto ele deve beber, numa palavra: é patético!

Ou faz-se uma lei que funcione ou não se faça nada!

E dou a dica, ex.: Lei numero 1 – Não se pode beber para dirigir. Quem assim fri pego, vai preso sem direito a fiança.; Lei numero 2 – Quem atropelar alguém ou matar sob o efeito de etílico, vai ser processado por LESÃO

CORPORAL GRAVÍSSIMA e por HOMICÍDIO DOLOSO e o mais importante: criar-se dispositivos legais para que essas leis sejam cumpridas, sem remissão de pena, sem progressão e sem argumentação: "cana!"

Ao ouvir esse tipo de coisa em que o legislador pensa?

Na sua filha adolescente que ele sabe, vez ou outra escapa com seu carro e vai para a "balada" bebericar com as amigas!

No seu amigo do peito, que não larga do copo nem para ir para o banheiro!

E o pior, pensam neles mesmos, assíduos freqüentadores de bares afamados e finos apreciadores do whisky 15/20/25 anos etc!

É assim que se legisla no Brasil!

Isso posto, sem nenhum receio de estar ofendendo a quem quer que seja, eles sabem do que se trata!

É a verdade!

Muitos desses indivíduos que matam no transito, no dia seguinte, nem sabem onde estiveram!

Comparece a Delegacia com algum Advogado, conta um monte de historinha para o responsável, e sai pela porta da frente, para renovar seus futuros "repertórios" de assassinatos sobre rodas!

Afinal de contas, ele pode, o Brasil permite!

CAPÍTULO V

QUEM PODE BEBER?

Quer saber?

Ninguém!

Qualquer um, em alguma época da vida pode se dar ao luxo de beber todo e qualquer tipo de bebida alcoólica, sem muitos prejuízos!

Nem sei se é oficial, mas, o dia 21 de maio é o dia mundial da cachaça!

No país é assim: cria-se uma ou outra lei para proibir o uso de bebida, no trânsito, por exemplo e libera-se concomitantemente, todas as propagandas fazendo apologia a isso!

Na verdade, é muito chato ser uma espécie de "carta fora do baralho", criticando veementemente a maneira de agir das pessoas!

Porém há circunstâncias que é impossível viver, sem colocar "o dedo na ferida", e mostrar que nem tudo é um "oásis", nem tudo que reluz é ouro e não existe nenhum compromisso dessas marcas famosas de bebidas em exibirem a verdade!

Dizem eles: "bebe quem quer!"

"Beba com moderação!"

Eles sabem que isso não é possível!

Eles sabem que isso não é verdade!

E assim como as indústrias tabagistas, eles precisam vender "a mentira" e necessitam que "alguém" acredite neles. E isso não é muito difícil, com campanhas massificadoras, propagandas com mulheres lindíssimas, vantagem, lucro, vitória, etc., a televisão, os jornais e a internet, contribuem muito para isso!

Tudo tem uma única e exclusiva facilidade: lucrar!

Quantos vão morrer? Não importa!

Quantos vão ficar mutilados? Não interessa!

Só a vantagem imediata é o que faz sentido. E seria, de fato muito justo o negócio, se esse vingasse sem ter que ceifar tantas vidas, direta e indiretamente!

Direta: acidentes de transito, assassinato sob efeito de álcool, etc., indiretamente: cirrose hepática, tuberculose, alcoolismo, etc...

CAPÍTULO VI

<u>**SE BEBER NÃO DIRIJA; SE PENSAR NÃO BEBA!**</u>

Que tal o "slogan?"

Será que as indústrias fabricadoras de etílicos aprovariam?

E algumas pessoas com certeza, apenas concordariam com a primeira parte, não é certo?

Como assim se pensar não beba?

Começando por dados físicos, as estatísticas ratificam em muito essa teoria: acidentes com mortes no transito está envolvido quem? A bebida!

Aumento exagerado em separações entre casais; quem está por trás? "O álcool!"

Onde existe crime, onde ocorre mortes violentas: há "cachaça!"

Diante de alguns desses argumentos, ainda é possível dar guarida à mente (cérebro) ao álcool?!

Toda e qualquer pesquisa científica a qual ratifica os benefícios da bebida como estimulante, tonificante, relaxante, diurético e o "raio que o parta!" em detrimento da abstenção, é falsa!

Como assim falsa?

Não só falsa quanto mentirosa!

Qual é a verdade, onde está o meio termo?

A verdade é uma só e o pior: não há meio termo!

A máquina humana, não vem com nenhum selo de fábrica escrito assim: "funciona melhor se adicionado alguma substância química, incluindo bebida alcoólica!"

Ora, se um componente qualquer que seja, altera de alguma forma o estado mental do indivíduo e oblitera sua capacidade de pensar de raciocinar, não pode ser boa coisa para a sua saúde...

Em suma: bebeu, comprometeu o raciocínio!

Alterou a capacidade de pensar, o homem já não é mais o mesmo!

No que depender de mim, a verdade é uma só:

Se pensar não beba!

"Beba com moderação!"

Essa frase é tudo de hipócrita que existe na sociedade!

Em algum período da vida, durante alguma parte do tempo, por alguns anos talvez, o indivíduo consegue entender esse axioma e mesmo desconhece o porquê de outras pessoas exagerarem tanto!

Com o passar dos anos, inevitavelmente, ele estará entre o número dessas pessoas que bebem sem se darem conta porque tanto e sem se aperceberem por qual motivo!

Então, em datas festivas, vem lá os chamados espumantes e outros "enriquecerem a ceia" de todos os brasileiros!

Incrível como não se dão conta, como as coisas começam nas festas, nessas épocas e terminam geralmente nas Delegacias, nos Hospitais e nos IMLs.

Nem sempre é muito agradável falar a verdade, mas, muitas vezes ela tem, ela precisa ser dita. Assim, por via das dúvidas, quem pensa, não bebe!

Quem pensa e não bebe, pode se antecipar e evitar uma série de inconvenientes que outros irão passar e aprender com a própria experiência, ratificando sobremaneira àquela máxima:

O inteligente ainda que tarde, aprende com a própria experiência; o sábio aprende com o exemplo do semelhante. Em outras palavras, um aprende de graça o outro, "paga para ver!"

O indivíduo coerente compara-se a uma grande embarcação no meio do mar revolto, a qual pela destreza do capitão mantem-se firme sobre as vagas e mesmo na tempestade, desliza por cima das ondas subindo e descendo, mas, se mantendo.

O incoerente, entretanto, se deixa levar pelas força das águas e ao sabor dos ventos, da força do mar, é arrebatado para cá e para lá sem direção!

Exatamente o que ocorre nessas épocas de comemorações, onde acima de qualquer data festiva, predomina principalmente como convidada de honra, no mais alto posto de respeito, ela a convidada especial: dona "catcha!"

E pelo visto "ela" vai ter muito trabalho pela frente!

Conduzir toda essa gente ao êxtase de "felicidade" em forma de saciedade e isso tem um preço!

Excetuando-se todo o resto, a começar pela ressaca e dor de cabeça já é parte do pagamento, o resto, vem depois!

CAPÍTULO VII

SE OS FATOS ISOLADOS FOSSEM CONFRONTADOS!

Certa ocasião, li em determinando livro, algo sobre o comportamento humano em determinada religião tendo achado bastante coerente para o que ocorre com as pessoas num âmbito geral.

Apregoava o escritor e obviamente fundador da crendice que em sonhos, muitas pessoas se libertam completamente e senhores e senhoras de comportamento mais ilibado durante o dia, à noite tornavam-se (segundo sua crença), verdadeiros marginais e outras coisas mais.

Donas de casas, verdadeiras "damas da noite!"

Para mim um sonho jamais deve ser levado a sério, exceto quando tem a confirmação de várias pessoas em torno de um determinado assunto, confirmado antecipadamente e ratificado pelas circunstâncias, o qual nessa ocasião não pretendo entrar em detalhes!

Outrossim, onde pretendo chegar?

A algum lugar?

Talvez não, talvez seja apenas especulação, após ter ouvido determinada declaração de um escritório de advocacia, sob o comportamento de determinada moça (estagiária)a qual teria "caído" , de um determinado andar de um prédio de apartamento e morrido, depois de festança!

Até aí, mais uma tragédia!

Até então mais uma morte para posterior contabilização nos anais dos falecimentos, não fosse dois detalhes:

A declaração do escritório e uma carta encontrada com a senhorita!

Primeiro a justificativa do escritório sobre a festa: "este escritório prima pela ética e o bom relacionamento entre seus funcionários, sendo que suas festas são pautadas no mais profundo respeito e carinho entre seus empregados frequentadores!"

A pergunta que se faz é a seguinte: "respeito? Até que copo?!" ou melhor, até que ponto?

Até quanto as mentes superexcitadas e sequiosas de emoções e prazeres, masculinas e femininas conseguem se manter "sóbrias" e coerentes ingerindo Whisky e aguardentes?

Outra justificativa se pudessem as dar e a sociedade tranquila iria engolir: "apesar da ingestão de "algumas pequenas doses" de algumas poucas bebidas: (whisky, vodca, rum, champanhe, vinhos diversos, conhaques, cachaça(sim, porque segundo uma teoria essa difere da próxima da lista, porque é envelhecida em... etc., etc.,), pinga e é claro os sempre presentes em todos os eventos o Chopps e a cerveja), todos, todos sem exceção, se mantiveram firmes... "sobre os copos", porque sobre as penas...

E é aquela velha história. Aquela velha tragédia a qual envolve o mundo dos "etílicos': 'você lembra o que você fez ontem?"

- Eu? O que?

Imagine-se por ventura o trauma de uma moça rotineiramente bem comportada, por exemplo, dançando às altas horas, sem nenhuma censura e sem nenhum controle emocional e...

No dia seguinte: "você lembra com quem você saiu ontem?"

- Eu? Com quem?

A carta!

Ah! a carta!

Nessa imaginemos que num lampejo de sobriedade,(alguns dias após o "nobre" evento é claro), ela, a moça começara a "puxar" pela memória e infelizmente alguns "lampejos", alguns "flash back" foram surgindo...

Aí o constrangimento, o arrependimento, a angústia, a vergonha, o medo... ideia brilhante: uma carta! Idéia luxuriante: a própria morte!

Se confrontados, esses "chamados fatos isolados" retratariam a verdade da nossa sociedade regada a álcool, sexo e rock'n roll e é claro, samba... seriam muitíssimo comuns, fato que empresários poderosos pagariam literalmente, preço de ouro, para os aniquilar, pois a bebida, assim como o dinheiro, ao que parece são as "molas mestras" de tudo e de todos.

CAPÍTULO VIII

SE ELE POR ACASO

IMAGINASSE...

...O que lhe reservava o futuro, teria sido pelo menos um ser humano não tão displicente!

O orgulho o cegava, ao ponto de imaginar estar acima do bem e do mal, desprezar a própria mãe, ignorar completamente sua irmã e negligenciar completamente sua esposa!

A se ele soubesse, pois, ainda continuava afirmando sua paixão ardente pela bebida como a coisa mais certa do mundo.

Persistia em dizer que nenhum mal a bebida lhe faria... bebia desde os dez e nunca teve problema!

Primeiro era preciso entender o que ele entendia como problema, pois, para si, perder a família, (perdeu), perder a boa reputação (perdeu), perder a colocação social (perdeu), perder o respeito a próprio (perdeu), etc., se tudo isso ele ainda não entendia como problema, só mesmo acontecendo uma tragédia em sua vida, para quem sabe assim entender como tal!

E assim o foi.

Não rapidamente como a princípio o adjetivo parece pressupor, mas, lentamente, vagarosamente, até a consumação final: a morte!

Certa vez, fiquei chocado ao o encontrar caído na sarjeta!

Quem diria, hein? Ex-empresário, empregados tinha, bebedor de whisky, três carros, etc., caído, tombado, em suma: um bêbado comum!

Mas, não aceitava!

Assim continuava a saga do meu tio Anatólio, um dos sujeitos mais orgulhosos e prepotentes conhecidos por mim desde a infância até a idade adulta!

Porém, quem ousasse lhe dizer para parar de beber, já conquistava um inimigo, porque repetia o chavão decorado: "a bebida não me faz mal, bebo desde os..." e assim, por diante!

Morreu, antes, no entanto, padeceu todas as humilhações destinadas àqueles que não aceitam a condição de doentes crônicos e se submetem ao

amargo remédio e a dolorosa cirurgia: extirpar o mal pela raiz.

Acabou bebendo junto com os cachaceiros de estradas, andantes sem destino, atualmente povoadores das ruas do Brasil, em número alarmante e crescente!

Pouco antes de sua trágica partida desse mundo, parava nas portas dos botequins do interior, para suplicar uma "pinga" aos transeuntes!

Doente, caminhando pelo mato do interior, deixava parte de suas carnes enroscadas nos pequenos "tocos" de pequenas árvores, haja vista, está estar em estado avançado de gangrena em uma das pernas!

Sua maior felicidade era poder sorver um "trago" do líquido da morte, como se fosse o "elixir da longa vida": pinga, da

pior marca e da pior procedência!

Um dia, para alívio de muitos

e talvez do seu próprio (quem sabe?) foi

encontrado morto no meio dos arbustos e

francamente? Poucas, pouquíssimas pessoas

mesmo, pensavam em fazer oração por sua alma,

inclusive seus próprios filhos!

-

CAPÍTULO IX

<u>AS GUERRAS MUNDIAIS E</u>

<u>AS "GUERRAS"PESSOAIS!</u>

As primeiras, (mundiais) devido ao orgulho, ao egoísmo, egocentrismo e ignorância de alguns líderes mundiais, o mundo não está isento, a Terra corre perigo!

Outrossim, o mundo já está em guerra há muito tempo e ninguém se deu conta!

Há uma batalha em curso há milênios e as pessoas acham somente paz!

Esse inimigo sorrateiro, cruel, frio e calculista, há séculos vem matando milhares e milhares de pessoas e a sociedade calou. Ao contrário, procurou enaltecer seus feitos, suas glórias, seus efeitos...

Nesse aspecto, ele se assemelha sob todos os ângulos aos pretensos protagonistas das guerras entre nações: por causa do egoísmo, ambição, etc., dos grandes grupos empresariais, ninguém vai ousar levantar uma "pena" , em defesa dos bons hábitos!

A indústria do álcool, nunca vai ser obstruída, substituída ou sequer minimizada. O crescimento é assustador, devastador, destruidor!

Eis a contradição: o governo (diga-se pelos Legisladores) lança mão de multas severas, para aqueles cometedores de infrações no trânsito e recebe milhões de dólares de impostos das indústrias fabricantes dos produtos alcoólicos!

Finge punir de um lado e recebe incentivo do outro!

Mas, a guerra está declarada!

Mortes todos os dias em consequência do uso e abuso são constantes!

Brigas de casais, separações, violência no trânsito, discussões entre inimigos e entre amigos principalmente, devastação dos bons costumes, etc.

São alguns dos predicados atinentes ao uso costumeiro da bebida, quente ou gelada não importa!

Em resumo, a bebida e seus efeitos, devasta o cérebro*, agindo misteriosamente em seu interior, assassinando os neurônios, matando proteínas e queimando os vasos sanguíneos e por fim, destruindo o raciocínio e tornando o homem (e mulher) dependente!

Mas, o beber socialmente...

A ilusão do beber socialmente começa a ficar claro (e trágico) para algumas pessoas, quando acordam no dia seguinte a uma noite de festança, sol alto, boca seca, cabeça zunindo, tontura, sede, ânsia de vômito, etc., e em alta voz repete aos ouvidos alheios, "feliz': "ontem caí na balada!'; 'como me diverti!"

E corre para o banheiro para... você sabe!

Isso, para a maioria que tem coragem de afirma é o beber socialmente!

Mas, devido a esse fato, (o mal estar), resolve deixar de lado, "definitivamente" o tal do beber socialmente... porém, semana seguinte, mês seguinte, está de novo na balada!

Na somatória geral, é possível entender que um dia... um dia distante, as guerras vão terminar. Os homens vão evoluir, egocentrismo vai "evaporar" e os conflitos vão cessar inevitavelmente, ou quando se compreenderem ou quando destruírem definitivamente a Terra, porém, quanto ao desejo e propagação do álcool em todos os seguimentos sociais, vai durar um pouco mais...

*Após algumas doses a mais, é inevitável que o álcool "suba à cabeça", como se costuma dizer. Mas se os efeitos inebriantes dessa ingestão são muito conhecidos, o mesmo não ocorre com sua atuação na atividade cerebral. Um novo estudo, feito por cientistas do Instituto Salk de Ciências Biológicas e da Universidade da Califórnia em San Diego, nos Estados Unidos, acaba de dar uma importante contribuição para entender melhor como o álcool altera o funcionamento das células cerebrais. O trabalho acaba de ser publicado na revista *Nature Neuroscience*.

Paul Slesinger, professor do Laboratório de Peptídeos do Instituto Salk, e outros pesquisadores descobriram uma área específica para a ação do álcool localizada dentro de proteínas de canais iônicos. A compreensão de como o álcool atua no cérebro pode ajudar no desenvolvimento de tratamentos para problemas como dependência química ou epilepsia, segundo os autores. Sabe-se que o álcool altera a comunicação entre neurônios. "Há muito interesse em descobrir como o álcool atua no cérebro. Uma das diversas hipóteses é que o álcool funciona ao interagir diretamente com proteínas de canais iônicos, mas não havia estudos que identificassem o local dessa associação", disse Slesinger.

A nova pesquisa demonstra que o álcool interage diretamente com um local específico localizado dentro de um canal iônico, que tem papel fundamental em diversas funções cerebrais associadas com eventos epiléticos e com o abuso de álcool e drogas. Os canais, chamados de Girk, são abertos durante períodos de comunicação química entre neurônios e amortecem o sinal entre eles, criando o equivalente a um curto-circuito. Quando os Girks se abrem em resposta à ativação neurotransmissora, íons de potássio são liberados pelo neurônio, diminuindo a atividade neuronal.

O estudo é o primeiro a identificar que o álcool estimula os canais Girk diretamente, e não por meio do resultado de outras alterações moleculares nas células. "Achamos que o álcool sequestra o mecanismo de ativação intrínseca dos Girk e estabiliza a abertura dos canais. O álcool pode fazer isso por meio da lubrificação das engrenagens de ativação dos canais", aponta Slesinger. "Se pudermos encontrar uma droga que se encaixe no ponto específico de atuação do álcool e ative os canais Girk, talvez possamos diminuir a excitabilidade neuronal no cérebro, o que resultaria em uma nova estratégia para o tratamento da epilepsia", disse o pesquisador. *(Da Agência Fapesp)*

CAPÍTULO X

<u>CONSELHOS & CONSELHOS!</u>

Costumeiramente diz-se por aí afora: se conselho fosse bom vendia-se e não se dava!

Não existe assertiva mais mentirosa!

Em resumo, a controvérsia sobre conselhos está em quem os dá, podendo ser bons ou serem maus!

De acordo com o caráter de quem os dá!

Por natureza, o ser humano é propenso a fazer as coisas do próprio jeito. Não aceitando de maneira nenhuma a opinião do outro. Quem disser o contrário, deve reavaliar suas considerações sobre o tema. Não vou usar o termo "colocar a mão na consciência", pois é bastante contraditório essa colocação.

Mão na consciência. É possível algo concreto coadjuvar e interagir completamente com algo abstrato?

Impossível!

Porém, repensar os conceitos, é cabível!

Por outro lado, existe outra assertiva: "quem não ouve conselhos, raras vezes acerta!"

Em suma: não se definem!

Ou uma coisa ou outra. Qual será?

O ser humano, é relutante naturalmente!

Ouve sim, conselhos, mas não os aplica!

Escuta, mas não se importa!

E em muito rara situação e circunstância estará propenso a ouvir algo e seguir algumas orientações, principalmente se sua liberdade ou sua vida estiver em jogo!

Casa contrário, deixa estar!

Teimoso, insubordinado, relutante, inconformado, etc., esses são alguns predicados, dedicados aos seres em geral!

Diferente de um animal, por exemplo, um cavalo!

Você pode confidenciar ao ouvido desse último segredos conflitantes, como por exemplo lhe dizer: "cavalo, você não é burro!"

Ou algo mais sentimental: "cavalo, eu te amo!"

Nada disso pode sensibilizá-lo, simplesmente porque é um bicho, é um irracional!

Mais no aspecto geral, existe muito em comum com o ser humano!

Um não põe em prática o ensinamento, porque não o pode, não entende, não tem discernimento intelectual!

Quanto ao outro, houve, mas, não põe em prática alguns bons conselhos porque as circunstancias de sua vida, são perfeitamente favoráveis a seu modo de ser e de viver!

Existe também aqueles, os quais mesmo querendo colocar algo em prática do que ouviu, não o consegue, é frágil, não tem forças para a lutar, para batalhar e conseguir a liberdade, por exemplo!

Por exemplo, a maioria dos fumantes!

A maioria, sabe dos malefícios do cigarro, sabe dos inconvenientes, sabe da necessidade urgente de parar, mas, não o consegue, outros mais relutantes: "asseguram o vício não faz mal!"

Perde tempo, quem perde o tempo, tentando aconselhar pessoas assim, a deixarem de fumar e pararem de beber!

Não se interessam, acreditam não lhes dizerem respeito e pronto!

A humanidade sobre a face dessa Terra está propensa de maneira taxativa e determinada a não ouvir e nem seguir, aquilo que poderia o ajudar!

Então sob esse aspecto, vale lembrar aquele outro axioma: "o sábio aprende com o exemplo do próximo. O inteligente aprende com o próprio exemplo!"

Ou seja, não basta ser inteligente para discernir quando algo é verdadeiramente ruim, é preciso sabedoria para esse fim. E sabedoria só pode ser conseguida com a cessação do egoísmo, com a redução do egocentrismo e principalmente com a aquisição daquele tão nobre "patrimônio", senhor de todos os desejos de mudança e das boas normas de conduta de um ser para outro, denominada: HUMILDADE!

CAPÍTULO XI

<u>SOBRE O HOMEM TRÔPEGO!</u>

A cultura, a inteligência de cada um, desenvolve-se a partir do instante em que o raciocínio passa a comandar as ações!

O que teoricamente me leva a acreditar terem todos as mesmas oportunidades e o mesmo ponto de partida para viver e para morrer um dia, é claro!

Outrossim, é forçoso concluir, terem algumas predisposições a determinados hábitos. Uns perniciosos, outros nem tão perniciosos assim, mas, todos, todos, carregam lá seus segredos "dirts".

Com o aprofundamento dos hábitos perniciosos, tornam-se então, vícios!

E essa palavra por si só, denota péssimos costumes, defeito de caráter até, sujeira!

Inútil tentar amenizar-lhe o sentido usando-a por exemplo para denominar àqueles apreciadores em excesso de chocolates, de guloseimas, de esporte, etc., cabe sim admoestação sobre a quantidade, porém, quanto aos vícios, são infinitamente mais perniciosos e perigosos!

Conheci certa feita uma determinada, cujo nome já nem me recordo, muito agradável!

Muito agradável, mas, padecia segundo ela mesma de um vício terrível e tinha tentado de todas as maneiras (sem sucesso) controlar: o vício do jogo! Desesperada, se atirou do prédio onde morava, do quarto andar precisamente, para por um fim em seu sofrimento, mas, (felizmente), infelizmente para ela, deu errado.

Caiu em cima de uma árvore, esta quebrou um galho, ela despencou em cima de um capô de um carro, e para encurtar a história, ficou deficiente física, mas, o vício permaneceu "intacto!"

Existe uma espécie de predeterminação fatal do que o indivíduo será num futuro, não muito próximo, o qual ele não faz a mínima ideia no presente e mesmo quando afetado, não perceberá a diferença, por que?

Porque o homem (ou a mulher) verdadeiramente dominados pelo vício não tem a mínima noção do monstro que carregam dentro de si e que um dia os irá destruir!

Assim, esse homem que ora vejo, trôpego, cambaleante, sentado no frio, no meio fio, sem rumo, um dia foi uma pessoa normal!

Acredite, foi sim!

O semblante "pesado", o rosto congesto, carregado, inchado, sofrido, amargurado, etc. esse homem, um dia teve sonhos!

Mas, não prestou atenção e não refletiu sobre seus atos e o que ocorreu?

Tornou-se uma espécie de "morto vivo!"

Vive para beber e bebe para viver e incrivelmente, às vezes não tem um centavo no bolso, mas sempre aparece trôpego, por que será?

Esse um grande mistério a ser investigado em outra ocasião, não nesta!

Através dos novos termômetros colocados recentemente ao longo dessa avenida, verifiquei a temperatura: 17o GRAUS CELSIUS e logo adiante, deitado, sobre o chão frio, duro, molhado, eis aí o homem desabado, preso nas grades constrangedoras de sua cadeia pessoal denominada: sede incontrolável de álcool!

Sofre, mas não consegue reagir!

Vai se destruir, mas não tem forças para interferir em seu "aparente" destino!

Quer parar de beber, mas, não quer lutar contra a bebida e seu desejo enlouquecedor!

E para justificar o hábito, ainda segundo ele, acreditem, tem certeza SER VÍTIMA DE MÁ SORTE! Para não ter que se encarar e admitir quem realmente é!

<u>**CAPÍTULO XII**</u>

<u>**RESTOS HUMANOS E DESPOJOS DE GUERRA!**</u>

Onde é que foi a batalha?!

Quantos mortos e quantos feridos?

Nenhum? Então algo está errado!

Hoje, com o advento da internet é muito mais fácil refletir sobre qualquer tema em questão!

Assim, pode observar nas fotografias antigas, das batalhas ocorridas, durantes as guerras no passado e sobre o que foram casas, vilas prósperas e havia vida exuberante, o que se vê?

Escombros, ruinas, destruição, feiura e cadáveres expostos e sangue derramado!

Ao contemplar por acaso, esse séquito de pessoas reunidas em seu único e possível "ideal"(beber), sujas, mal trapilhas, etc., rodeadas por uma certa quantidade cães sarnentos e lixo em volta, não pude pensar em outra coisa!

São como sobreviventes de batalhas, mas, em muito, mais muito mal estado de apresentação pessoal!

Ao contrário dos sobreviventes de batalhas verdadeiras, os quais, juntando seus despojos de guerras, enchiam-se de esperança para o futuro, esses outros, não tem mais nenhum anseio, não resta-lhes mais nenhum ideal para lutar!

Àqueles perderam seus bens pela guerra, estes, perderam suas vidas sem luta!

Estão derrotados e nunca fugiram ou correram de um único tiro, nunca foram alvejados por projéteis certeiros ou "balas perdidas", mas, foram atingidos em cheio pela "pinga!"

Para uns é o recomeço ou foi, para estes, não existe mais começo e o final, pouco importa!

Seus dias são sombrios, como naquelas tardes violentas das batalhas, onde as explosões, o mal tempo, a fumaça, tornava escuridão o que deveria ser claro, e, apagavam do horizonte o brilho do sol, com o brilho ofuscante dos tiros ensurdecedores dos canhões!

Para essa horda de "agentes' da degradação, tanto faz: dia, noite, sol, lua, é tudo igual, não faz diferença!

Perderam a batalha e tudo leva a crer que perderão a guerra também!

É deplorável o estado dessa gente!

Mais deplorável ainda é saber que ainda se acham seres normais!

E o pior: ninguém os pode ajudar!

Como assim ninguém?

Ninguém o pode. São como prisioneiros em campo de concentração, os quais, libertos, voltam correndo, pois não se acostumam mais ao ritmo do mundo!

Observe a analogia e veja ser exatamente isso!

Eles precisam beber, então, desejam a prisão!

Eles necessitam estarem juntos, então é para eles de suma importância seu "campo de concentração!"

Tire-os subitamente todos da rua, limpe-os, ajude-os, remunere-os bem, trate a sarna de seus cachorros, cuidem de suas famílias, etc., mas, com certeza, o seu inimigo feroz de sua guerra pessoal, não vai lhe dar trégua, e passados alguns dias, meses até, vai suplicar voltar para seu antigo acampamento improvisado, após destruídas todas as casas e tornadas em ruinas as

construções, as ruas frias e as calçadas gélidas das

cidades!

CAPÍTULO XIV

<u>NUM MUNDO CIVILIZADO!</u>

Num mundo civilizado, talvez se torne a Terra daqui a sei lá quanto tempo, três coisas, automaticamente serão naturalmente extintas: o cigarro, a bebida e... as torcidas organizadas!

Aliás, gostaria de saber de onde partiu o termo "organizada", para definir torcidas?

Quem terá sido o gênio criador desse nome para denominar um clã de assassinos e desordeiros?

Verdadeiros bandoleiros, vândalos, arruaceiros, etc., o que menos lhes preocupa é torcer pelo time do coração, o seu maior desejo mesmo é somente: arrumar mais confusão!

E sob o efeito alucinante da droga lícita chamada álcool e das ilícitas (as quais me abstenho nomes declinar), saem às ruas, como verdadeiros predadores, a fim de se digladiar. E quando duas dessas espécies de gentes se encontram, de times diferentes... sai faísca!

Num outro país seriam combatidos como câncer!

Aqui não há essa possibilidade, pois, em suas quadras, frequentadas por milhares de pessoas, todos consumidores de bebida alcoólica, são gastos milhões, então, a indústria, muito esperta, JAMAIS vai querer perder esse quinhão!

Mas, por detrás, todos sabem os malefícios causados!

Na Física, costuma-se brincar com o termo seguinte: quando o burro puxa a carroça a carroça puxa o burro, na verdade é uma lei, definida em fórmula, onde em resumo retrata, por exemplo, até um inseto sobre uma parede, causa um movimento de deslocamento, mas, devido a insignificância dessa partícula em relação ao grande "corpo" é insignificante, não existe percepção do fato, no tempo e no espaço. O que não ocorre, quando dois carros batem.

Pegando o "gancho": a bebida impulsiona os torcedores (ditas organizadas), a indústria(da bebida, do tabaco) impulsiona a torcida!

E assim, sucessivamente, vão adiante, em euforia!

Tabaco, bebida, torcida, o TRIUNVIRATO do mal!

Ouse eu, após semelhantes elogios, passar defronte, por exemplo da organizada dos "Gaviões da Fiel", sim aqueles mesmos que desafiam Deus, a baixa-los até seu patamar de entendimento, quando da frase: "Deus é fiel!"

Ouse eu passar nas proximidades e... adeus!

Embora pareçam seres normais, sobre o efeito de etílicos (e outras coisas mais), são completamente alucinados, não respeitam o semelhante, não respeitam a ordem pública, transporte, crianças, senhores, senhoras, etc., é de torcida contrária ou suspeitam que o sejam, estão condenados!

Responda sinceramente: "pode o Brasil, ser considerado um país sério, ao permitir o livre trânsito no meio público de marginais fantasiados?"

Na verdade, escrevo essas linhas convicto e tranquilo (?!)

Porque sei que torcida organizada e consequentemente seus membros, NÃO SÃO DADOS A LEITURA. A única que lhes interessa é a parte escrita dos jornais sobre futebol, o restante, economia, história, literatura, política, arte, música, etc., eles rasgam e jogam fora, quiçá livro criticando seus hábitos e seus vícios...

Mas, num mundo civilizado, não haverá espaço para hostilidade, ainda mais disfarçada de pretensos simpatizantes e organizadores do sentimento de união entre seus pares, para favorecer um time de futebol de sua predileção!

CAPÍTULO XV

<u>CERVEJA E VINHO FAZEM BEM AO CORAÇÃO(?!)</u>

O chamado "benefício" nesse aspecto do vinho, já vinha sendo divulgado, agora mais recentemente, segundo outras pesquisas é a cerveja que também faz bem ao coração!

Francamente, isso não soa familiar?

Quem terá sido o encomendador das pesquisas?

Não terá sido alguém do povo, com certeza?

Então, só pode ser alguém da própria indústria, responsável pela transformação de cevada em cerveja a responsável!

Quem conheceu alguém, o qual após fazer uso constante do vinho teve o desempenho do coração melhorado?

Consultando as fontes sobre controverso assunto, aconteceu o que suspeitava desde o princípio!

Existe uma espécie de "complô" dos pesquisadores e dos cientistas, para "supervalorizar" efeitos de produtos, os quais carecem de dados mais completos para oferecer uma fonte realmente verdadeira e segura de pesquisa e sinceridade num âmbito. São pesquisas direcionadas. São manipuladas!

Chega-se mesmo a cogitar que o vinho* por exemplo, pode ajudar a prevenir os "efeitos negativos do sedentarismo". Num aspecto geral, talvez a pesquisa careça de substâncias comprobatórias, mas, em partes faz sentido: você dificilmente encontra um alcoólatra, (desses de rua mesmo) obeso! Estão sempre, "em perfeita forma, esguios e esbeltos!"

A pesquisa sobre os efeitos benéficos da cerveja se fundamenta nos mesmos princípios, ou seja, sobre os benefícios do álcool no organismo e deve existir também, secundariamente, é claro, os benefícios da cevada também.

Outrossim, os estudos baseiam-se na premissa, de que o "álcool" contido no vinho, na cerveja e na cachaça (opa! Essa não é muito forte), aumentam os níveis de colesterol bom o chamado HDL e os polifenóis (compostos bioativos) que fazem bem ao organismo, encontrados em inúmeros (inúmeros mesmo) vegetais (couve, couve-flor, tomate, alho, cebola, espinafre, etc.) e em diversas frutas ("uva", cereja, laranja, limão, etc.).

Como se vê, longe está de ser privilégio exclusivo ao vinho ser possuidor de benefícios direcionados exclusivamente para a saúde!

Porém, tão estudo vai de encontro as pretensões daqueles desejosos de manterem uma vida sedentária, dos futuros bebedores contumazes, da manutenção e ampliação do alcance dos tentáculos das indústrias fabricantes sem levar em consideração os efeitos "maléficos" desses produtos!

É simplesmente inacreditável, médicos, (os quais não são cientistas propriamente ditos), embasados em uma teoria criada ainda recentemente, portanto, sendo estudada mais a fundo, basearem seus implementos medicinais, e lançarem mão apressadamente de algo, que a experiência e o próprio bom senso comum, mostra e demonstra ser ainda precipitados. Isso, senão, suspeitosos!

O estudo não orienta no entanto, como os bebedores de vinho, de cerveja e de cachaça, conseguirão ingerir, apenas dois cálices de vinho e depois controladamente, pegarem seus veículos e chegarem confortavelmente em suas casas. Os números crescentes de acidentes automobilísticos, dão a "porcentagem" exata de quantos obedecem aos cientistas!

Também não revela o estudo que a OMS... **diz que álcool mata mais que aids, violência e tuberculose.** Substância mata 2,5 milhões de pessoas por ano. <u>Relatório aborda</u>

<u>também acidentes de trânsito e comportamento violento</u>.

E mais: Quase 4% de todas as mortes no mundo são atribuídas ao álcool, alertou a Organização Mundial de Saúde (OMS) em relatório divulgado nesta sexta-feira. A entidade da Organização das Nações Unidas (ONU) lembrou que o álcool é associado com muitas questões sociais sérias, como violência, negligência infantil e abusos, além de faltas ao trabalho. A porcentagem de mortes por álcool é maior do que as de mortes causadas por aids, violência e tuberculose, diz a OMS.

O relatório afirma que o uso abusivo do álcool provoca 2,5 milhões de mortes todos os anos. No grupo com idades entre 25 e 39 anos, 320 mil pessoas morrem por problemas relacionados ao álcool, resultando em 9% das mortes nessa faixa etária. A OMS informou ainda que o álcool prejudica a vida não somente de quem o consome em excesso, mas também dos que se relacionam com essas pessoas. "Uma pessoa intoxicada pode prejudicar outras ou colocá-las em risco de acidentes de trânsito ou por comportamento violento, ou afetar negativamente colegas de trabalho, parentes e desconhecidos", afirma o texto.

A bebida em excesso é um importante fator para problemas psiquiátricos, em males como a epilepsia, e de doenças cardiovasculares, cirrose e vários tipos de câncer. "Ferimentos fatais atribuíveis ao consumo de álcool tendem a ocorrer em faixas etárias relativamente mais jovens", afirma.

O relatório global 2011 sobre álcool e saúde da OMS busca fornecer informações para os Estados vinculados à entidade e apoiar os esforços para se reduzir os danos do álcool, dando atenção para as consequências sociais e de saúde do consumo abusivo da bebida. A OMS lembra que o grau de risco para o consumo de álcool varia conforme a idade, o sexo e outras características biológicas do consumidor. É preciso observar, segundo a entidade, a quantidade de álcool consumido, mas também o padrão de consumo da pessoa em questão.

A OMS recomenda que os governos regulem o mercado de venda de bebidas, em particular para pessoas mais jovens. Também sugere regulações e restrições à disponibilidade do álcool, políticas apropriadas para se evitar que motoristas dirijam bêbados e a redução da demanda, com impostos mais altos. Afirma ainda que é preciso que os governos forneçam tratamento para pessoas com problemas com o álcool e implementem programas e intervenções breves diante do uso perigoso e prejudicial da bebida.

Como dá para notar, os estudos realmente comprovados contra são muito maiores, que esses prós.

Seja como for, aqui tudo pode. Aqui tudo dá... é só levantar uma das bordas do tapete e "varrer a sujeira pra lá".

Na pesquisa original, no entanto, o próprio responsável pelo estudo, adverte sobre a necessidade da prática esportiva e somente em casos especiais, a substância presente no vinho tinto e que causaria o bem estar, denominada RESVERATROL, não pode ser um substitutivo do exercício.

*Vinho tinto pode prevenir efeitos negativos do sedentarismo

O ingrediente saudável do vinho tinto, o resveratrol, pode prevenir os efeitos negativos do estilo de vida sedentário. Para chegar a essa conclusão, a equipe de cientistas utilizou ratos e simulou a gravidade dos voos espaciais (baixa gravidade torna quase impossível a prática de atividades).

Apenas alguns animais receberam diariamente o resveratrol e o grupo controle (sem resveratrol) desenvolveu problemas, como resistência à insulina e perda de densidade mineral óssea. O restante não apresentou nenhuma dessas complicações. *O editor-chefe do* FASEB Journal, *que publicou o estudo, disse que o resveratrol não é um substituto para o exercício, mas pode retardar a deterioração até que a pessoa possa começar a se mover novamente.*

CAPÍTULO XVI

NEM TUDO É TRAGÉDIA NO UNIVERSO SORRATEIRO DO VÍCIO!

Sob um aspecto, o vício (particularmente, o voltado a bebida), de certa forma, trás algo bastante positivo aos consumidores , que jamais se viu no mundo: a igualdade geral, total e irrestrita entre todos, uma prerrogativa geralmente surgida da extrema necessidade de sobreviver e embora sem se conhecerem, distantes e desconhecidos, são verdadeiros "irmãos" em constante luta consigo mesmos e com seu estranho desejo!

Diante desse quadro, a democracia, a mais pura sobre todos os aspectos é uma norma constante e ascendente!

A partir do instante em que o "condenado" passa a ser escravo de seus pensamentos e de sua paixão (pela "mardita"), passa então a olhar o próximo como a si mesmo!

Acaba o preconceito de país, de objetos, de religião, de raça, de cor, de preferência sexual!

Todos passam a ser exatamente iguais!

Verdade que muitos ainda se acham muitíssimos especiais, mas, numa simples olhada superficial, qualquer um pode ver saltando aos olhos, a premissa de "igualdade".

Perante sua lei, são todos iguais!

Numa turma de rua desses dependentes unidos, reina uma espécie de fraternidade, a única coisa que desejam e beberem em paz e dividirem com seu semelhante, é claro, que também há os egoístas, os quais, percebidos, são logo expulsos da comunidade! Sempre de uma forma democrática para evitar constrangimentos, uma vez que seus sofrimentos e fragilidade física e mental, não lhes permite muito, excesso de exação!

Encurralado, o animal, o homem tende a tomar outra atitude!

Nesse caso, a união é a solução!

Também não proporciona força, mas, facilita o acesso a uma nova razão para continuar: mais gente para pedir e implorar alguns trocados para beber!

Mas, como disse anteriormente, separados, estão basicamente unidos pelo pensamento, e embaixo da ponte ou em condomínios de luxo, o que os separa é somente, o poderio econômico, porque a decadência moral em que labutam é exatamente a mesma. Com a diferença algumas vezes, ´é claro, do morador de Beverlly Hills, ou Alphaville, dos habitantes dos baixios do Glicério ou da Freguesia ou do Capão, é que o orgulho dos primeiros, ainda não lhes permitiram uma "melhor integração", mas, já fazem parte (embora não saibam ou não queiram saber), da grande nação dos desafortunados de paz de espírito e sossego mental!

Tanto pior!

Com esse modo de pensar e de agir a morte é mais lente, a vida é mais amarga e os dias são infinitamente mais longo, tendo em vista relutarem sistematicamente para aceitarem sua realidade, onde são membros da fraternidade dos violentamente dominados, pela única coisa na vida, que para eles vale mais do que mulher, dinheiro, conforto: o próximo trago, o próximo aperitivo!

CAPÍTULO XVII

FIM DE CASAMENTO, RELACIONAMENTO E AFINS!

Por esses dias, acompanhei pela televisão, o desfecho trágico de um relacionamento amoroso, onde, os detalhes me abstenho de citar, existem outros que ganham muito para o fazê-lo.

Familiares ouvidos, foram unânimes em afirmar que ele o marido, era extremamente ciumento, inseguro, temeroso, etc., e secundariamente ao final confirmaram aquilo: era bebedor contumaz. Era alcoólatra!

Pois bem, nesse caso e em milhares de outros tantos pelo mundo afora, o assassino foi ele: o álcool!

Isso não quer dizer isentar os praticantes, mas, a propensão ao crime e as coisas ruins dos apreciadores de alcoólicos, é infinitamente maior do que em outra parcela da população abstemia!

Ele desferiu o golpe final (o marido), mas ele (o álcool) determinou a hora fatal da morte!

Não consigo entender porque algumas pessoas, não bebedoras, insistem em manterem vínculos e relacionamentos com aqueles que bebem e não desejam sequer cogitar deixar o vício!

Em parte é por causa da paixão, onde, através dessa ilusão acreditam converter um homem (ou uma mulher) a uma melhor maneira de viver juntos, sem a bebida, o que já se sabe ser impossível!

O homem verdadeiramente apreciador do álcool, troca sua vida por um gole, e esse ainda é o bebedor social. Troca seu cargo por uma "gelada"; troca sua liberdade por uma taça transbordante de vinho, por exemplo!

Ao final, "Don Perignon", cachaça ou rum, vão tudo para a mesma vala comum da bebedeira e do vício!

O lado mais constrangedor da história, o qual a sociedade não entende, e na verdade, não deve aceitar, é que o desgraçado assassino (nesse caso, por exemplo, um senhor de 74 anos) está sendo corroído de remorso e após a tragédia e em sua aparente frieza sepulcral, esconde-se finalmente, uma alma escrava de si próprio, a qual somente pelo seu vício já teria o término de existência estúpida e repetitiva e agora com um assassinato para administrar, nunca mais vai beber tranquilo, embora, para tentar "colocar panos quentes", após a prisão, por um período longo de TRES DIAS, foi ter numa clínica de recuperação.

Tentando dessa forma, amenizar sua situação criminal, haja vista pesar sobre seu "lombo" um crime gravíssimo de homicídio e do qual recebeu da mão do magistrado a pena CRUEL E DURA DE TRES DIAS DE PRISÃO, já está na rua!

Seja como for, a força maior para a consecução de um crime grave é sem dúvida alguma, o mal caráter do sujeito, porém, o móvel desencadeador, o norteador de todo o conjunto da maldade, o vilão é o álcool. E embora o desgraçado fora o assassino, no final, houve duas vítimas: a vítima em si, é claro, e ele, vítima do assassino e gélido álcool!

Mas, com um entendimento contrário a toda a nação, ao Código Penal de Processo Penal e mesmo da Constituição, o homem de preto, optou por sua capacidade e raciocínio e, inexplicavelmente, revogou a tal prisão.

CAPÍTULO XVIII

BOCADO(1) RUIM...

Pois foi assim.

Certo dia me confidenciou o finado sr. Agildo sobre o caso:

- " Bocado, ruim, Eremy, (2) bocado ruim!"

Referia-se ele a um período difícil de sua vida, onde a pinga era pouca e o pior: não havia comida!

Casado com minha tia, irmã de minha mãe, sr. Agildo, seria como um tio de segundo grau, porém, o problema em questão tratava-se de uma questão de alta importância para o entendimento de algumas questões complexas!

Em sua simplicidade ele definiu quem pode transformar-se em um bebedor contumaz e um bebedor comum, sem muita complicação para si e para a sociedade!

Bebeu a vida inteira, assim, como meu amigo D., (também já falecido) e tranquilamente como começou, D, deixou o hábito, enquanto o sr. Agildo, sempre tomou das suas, sem causar grandes transtornos a vida dos outros!

Mas, voltando ao primeiro tópico, referia-se ele, a um dia em que acordara, como normalmente acorda o nordestino, de madrugada para ir a roça e o único (pouco líquido) que tinha a disposição era "aguardente" e como única porção de alimento, farinha de mandioca!

De madrugada, segundo ele me dizia, tomar cachaça de "bucho vazio", seria terrível , bem como, jogar farinha seca na boca, não conseguiria descer!

De modos que, juntando a coisa ruim, a menos pior a farinha, estabeleceu a fusão!

Tomou um pouco da pinga e em seguida jogou a farinha na goela!

Quase sufocou, então inverteu o processo: jogou a farinha na boca e depois um gole da "desgraçada". Pronto, tudo resolvido! Tonto! Saiu para os afazeres! Com pouca fome porque a farinha deu "sustança", não muito bêbado porque o efeito foi minimizado pela farinha!

E assim passou o dia!

Até a noite conseguir algo digno para beber: um pouco d'água, por exemplo e algo sólido para comer, toucinho, por exemplo!

Porém, segundo me relatou e perfeitamente entendi, essa combinação, nunca esqueceu!

Essa "mistura macabra" nunca deixou seus pensamentos!

Mas, de sua experiência restou um novo mistério e uma pergunta: quem pode verdadeiramente ser taxado antes da decadência total de bebedor problema ou bebedor social?

Alguns, desde jovens, fica claro o que serão!

Esses jovens, bebedores de vodcas, conhaques, etc., pós bailes e durante eles, infelizmente, são fortes candidatos a "serem premiados" com o troféu de futuros viciados e supercampeões da bebedeira. Mas, a experiência mostra, mesmo aí, "haverão os que se salvam!" outros, no entanto, não terão a mesma sorte!

Há também aqueles que nunca beberam nada a vida inteira e depois de adultos, provam "do elixir" e nunca mais esquecem, eu mesmo conhece um moço assim...

Senhor José, no princípio, depois conhecido ficou como: "Zé Trinta!"

Começou muito tarde a beber... morreu muito cedo!

Trabalhador até certa idade, influenciado sei lá por quem, resolveu provar, apaixonou-se de tal forma que até o último dia de sua curta vida, não parou mais, até sua morte!

Na somatória geral da história, é concebível até convencer um homem a mudar de vida. É possível um marginal voltar a ser trabalhador; é possível ainda um sujeito mudar sua preferência sexual; mudar de time de futebol; adotar uma outra religião e adorar vários deuses ou um só! É até possível convencer um amigo mentiroso (não é W.?) a deixar de mentir, agora aconselhar e ter seu conselho acolhido por um bebedor... é difícil, diria até impossível!

CAPÍTULO XIX

<u>NINGUÉM, NINGUÉM PODE</u>

<u>PREVER O QUE ALGUÉM VAI</u>

<u>SER QUANDO CRESCER!</u>

Realmente, quiçá os membros da família!

No entanto, não sei por que a maioria das mães queriam seus filhos médicas e médicos. Por que será?

Qual a grande diferença entre ser médico e operário?

Afinal todos os trabalhos não são dignos?

Isso no que tange as profissões, quanto aquilo vindo do interior (espiritual) de cada um, somente o próprio sujeito vai administrar e somente ele, um dia, vai saber o que será!

Mas, a realidade é uma só: o homem não pode dispor de absolutamente nada, quando vivo (ou morto, sei lá), o próximo segundo sequer lhe pertence. Contudo, há os seres voltados somente ao mal, e para os quais, a vida do semelhante e suas vidas, não vale mais que uma moeda de dólar!

Contudo, o combustível de toda loucura, de todo excesso, desde a idade antiga até os dias atuais, além do natural desregramento de algumas personalidades excêntricas, sem dúvida, no meio sempre esteve o "efeito". Sim, no passando principalmente, o vinho era bebido como se fosse água e aí as orgias a céu aberto ocorriam, assim, como em partes está acontecendo ultimamente, ali na Avenida Paulista, na parada Gay.

Falando em passado, em qual estado mental estava NERO(1) quando mandou botar fogo nos celeiros de trigo de ROMA, para ele mesmo determinar que fossem apagados e assim, conquistar a simpatia do povo romano, que já estava desgosto com seu governo? E enquanto o fogo queimava ele tocava sua lira e cantava tranquilamente como se nada acontecesse? Quantas taças de vinho teria ingerido, as quais, associadas ao seu "belíssimo comportamento" desceram ao seu estômago e estontearam o seu cérebro antes, inclusive, de matar a própria mãe, com quem mantinha o relacionamento incestuoso?

Será que alguém na família teria previsto semelhante disparate realizado por um membro nobre da família?

E quanto ao filho de GERMÂNICO?

Germânico, Consul e General do Império Romano, morreu aos 34 anos de idade, deixando uma "obra prima" para suceder seu legado: CAIO CALÍGULA(2)! O qual, adotado pelo Imperador Romano, Tibério, sucedeu-o aos 25 anos quando de sua morte. Desde os dois anos, Calígula, junto com seu pai, militar, vivia entre os soldados romanos, razão pela qual, carinhosamente, deram-lhe o apelido delicado de Calígula, ou seja, diminutivo da palavra caliga, calçado militar romano.

Era uma "gracinha" de menino, porém, seu pai adotivo, TIBÉRIO, apesar de ter-lhe passado seu legado material, preconizou, segundo historiadores: "preparo uma víbora para o povo romano". E estava correto, tendo inclusive, o "sandalinha" , tendo participado da trama de seu assassinato.

Devido a excessos e orgias, Calígula adoeceu e quando se recuperou... a fera surgiu!

Aumentou os impostos, depravação sexual total, crueldade para com escravos, além de se divertir torturando condenados na frente dos familiares, mantinha casa de prostituição, etc.

Porém, o auge do seu "reinado" e de sua loucura pode ser dizer, foi quando nomeou senador romano seu cavalo, chamado "Incitatus", para quem construiu um palácio de mármore, antes o tinha nomeado (o cavalo) sacerdote.

Não menos excêntrico, maluco e "trapalhão", fora o imperador romano HELIOGÁBALO(3) (do deus de EMESA, na Síria, El Gabal – 218-222), assumiu o poder aos 14 anos de idade, mas, nem por isso, deixou de ser déspota, cruel, apesar de adolescente. Hoje, com certeza, seria herói em algumas comunidades, travesti, insolitamente, casou-se com três mulheres concomitantemente, Julia Paula, Aquilina Severa e Annia Faustina, sob seu governo, os atores (nada contra os atores); os dançarinos (muito pelo contrário); atletas (muito menos), atingiam postos de destaque com base em seus excessos sexuais, mas, sua grande paixão era o seu cavalariço.

Como sempre, a história destinou aos tiranos, aquilo que todo tirano e desposta merece: morte infamante!

Apesar da pincelada "pesada", isso tudo só tem como objetivo mostrar que por trás de tudo, sempre houve o desencadeador da ascensão e queda de povos e nações sutilmente influenciando, no passado, o vinho, no presente, os destilados, os gelados, as champanhes, os Chopps, etc. Mas, como é vil e poderoso, muito mais que todos os poderosos juntos, SEMPRE FOI CUIDADOSAMENTE E MISTERIOSAMENTE ACOBERTADO, DURANTE TODA A HISTÓRIA DO MUNDO!

**(1) <u>Nero   Cláudio   César   Augusto
Germânico</u>** (em latim *Nero   Claudius   Cæsar
Augustus   Germanicus*; Anzio, 15   de
dezembro de 37d.C.   — Roma, 9   de
junho de 68),[1] foi   um imperador romano que
governou de 13 de outubro de 54 até a sua
morte, a 9 de junho de68.

Nascido com o nome de **Lúcio Domício Enobarbo**, era
descendente de uma das principais famílias romanas,
pelo   pai Cneu   Domício   Enobarbo e   da   família
imperial Júlio-Claudiana[2] através   da   mãe Agripina,   a
Jovem, filha de Germânico e neta de César Augusto.
Ascendeu ao trono após a morte do seu tio Cláudio,
que o nomeara o seu sucessor.

Durante o seu governo, focou-se principalmente na
diplomacia e no comércio, e tentou aumentar o capital
cultural do império. Ordenou a construção de diversos
teatros e promoveu os jogos e provas atléticas.
Diplomática e militarmente, o seu reinado caracterizou-

se pelo sucesso contra o Império Parta, a repressão da revolta dos britânicos (60–61) e uma melhora das relações com Grécia. Em 68 ocorreu um golpe de estado de vários governadores, após o qual, aparentemente, foi forçado a suicidar-se.[3]

O reinado de Nero é associado habitualmente à tirania e à extravagância.[4] É recordado por uma série de execuções sistemáticas, incluindo a da sua própria mãe[5] e o seu meio-irmão Britânico, e sobretudo pela crença generalizada de que, enquanto Roma ardia, ele estaria compondo com a sua lira,[6] além de ser um implacável perseguidor dos cristãos. Estas opiniões são baseadas primariamente nos escritos dos historiadores Tácito, Suetônio e Dião Cássio. Poucas das fontes antigas que sobreviveram o descrevem dum modo favorável,[7] embora haja algumas que relatam a sua enorme popularidade entre o povo romano, sobretudo no Oriente.[8]

A fiabilidade das fontes que relatam os tirânicos atos de Nero é atualmente controversa. Separar a realidade da ficção, em relação às fontes antigas, pode resultar impossível.[9]

---

(2) Imperador romano

(2)Calígula

(3)   31 de agosto de 12 d.C., Anzio, (Roma), península Itálica 24 de janeiro de 41 d.C., Roma

Germânico era um valente cônsul e general do Império Romano, que morreu aos 34 anos de idade, possivelmente envenenado. Deixou um filho ainda pequeno, Caio Calígula, que foi adotado pelo imperador de Roma, Tibério. Calígula tinha 25 anos quando sucedeu ao pai adotivo e foi nomeado imperador. Com o tempo, o filho do general morto obteria todos os títulos imperiais, inclusive o de Augusto César, e o poder correspondente.

Como vivera desde os dois anos de idade no acampamento militar de seu pai, era querido pelos soldados que o viram crescer. Foram eles que lhe deram o sobrenome com o qual passou à história, Calígula, um diminutivo de caliga, o calçado militar dos romanos.

Um historiador da época, Suetônio, afirma que Calígula participou do assassinato do pai adotivo, Tibério. Este o havia designado como um de seus herdeiros - e, conhecendo seu caráter distorcido - também disse que preparava uma víbora para o povo romano. Segundo Tibério, Calígula tinha todos os vícios dos pais e nenhuma de suas virtudes.

Como Nero, Calígula começou a governar de forma liberal. Os cidadãos romanos chegaram a pensar que estavam no início de uma era feliz. Mas o imperador adoeceu, devido aos seus excessos e orgias, e, quando se recuperou, revelou sua maldade.

Para alguns historiadores, a doença deixou Calígula demente. Gastos exorbitantes, impostos altíssimos e a total falta de freios marcaram o resto de seu reinado. Sua crueldade com os presos e os escravos era tão grande quanto sua depravação na vida sexual. Divertia-se fazendo torturar condenados na frente de seus familiares. Tomava as posses de suas vítimas e não admitia ser contrariado em nada.

Mantinha uma casa de prostituição e ordenou que estátuas suas fossem colocadas em lugares de destaque em todos os templos, até nas sinagogas em Jerusalém. Nessa hora, entrou em conflito com os judeus, que não aceitaram esse desejo do imperador, que desejava ser adorado como um deus.

Nomeou senador romano seu cavalo, Incitatus, para quem construiu um palácio de mármore. Antes disso, havia nomeado o cavalo como sacerdote e designado uma guarda pretoriana (força militar romana criada para guardar o imperador e seus familiares) para tomar conta de seu sono. Sua idéia era humilhar o Senado romano e mostrar que se podia nomear um cavalo sacerdote e senador, podia fazer qualquer coisa com a vida de qualquer pessoa.

Os soldados apoiavam todas as loucuras do imperador. Por duas vezes Calígula escapou de atentados à sua vida: era odiado pelo povo. Mas foram os oficiais de sua guarda que, aterrorizados e fartos, decidiram acabar com seu governo desvairado. Numa conspiração que reuniu a guarda e senadores, o imperador foi assassinado num túnel que ligava o Palácio ao Fórum.

Calígula acreditava no terror como arma de poder e gostava de ser odiado: dizia: "Oderint dum metuant!" (que odeiem enquanto tremem de medo), referindo-se ao povo.

---

(3) Imperador romano (218-222) nascido na Síria, que por ser muito parecido com o ex-imperador Caracalla, pensavam ser ele seu filho bastardo. Filho de Julia Soaemias (sobrinha de Julia Domna) e de Sextus Varius Marcelus, foi proclamado imperador (218), por tropas orientais que haviam se rebelado contra o governo de Macrino, que o proclamaram augustus com a idade de 14 anos. Com a morte

de Macrino, assumiu o trono em Roma e levou para a capital do império o culto do deus de Emesa, na Síria, El Gebal, divindade dos povos semitas ocidentais, ligada à tempestade, à chuva e à fertilidade, de onde derivou seu apelido e do qual era sacerdote. Esse comportamento escandalizou os senadores romanos e os soldados. Reconhecido como homossexual e travesti, insolitamente casou com três mulheres, Julia Paula, Aquilia Severa e Annia Faustina. Sob seu governo, os atores, dançarinos, aurigas e atletas atingiam posições de destaque com base em seus excessos sexuais, e nem sua mãe nem sua avó conseguiram controlá-lo. Ou seja, como imperador soltou a franga de vez e incontrolavelmente! Os soldados ficaram tão repugnados com sua conduta e a maioria já queria seu assassinato. Sua avó, Julia Maesa, convenceu-o a adotar seu primo, Severus

Alexander, como filho e césar (221). Ciumento com o prestígio de Severo junto às tropas, planejou matá-lo, mas os soldados se revoltaram, e o mataram e também a sua mãe (222) e arrastaram seus corpos pelas ruas de Roma até e jogá-los no Tiber.

CAPÍTULO XX

<u>**BOAS E MÁS NOTÍCIAS**</u>

<u>**PARA OS APRECIADORES !**</u>

Por incrível que pareça existem sim!

Não somente boas, mas excelentes notícias para os apreciadores da champanhe, da cerveja, do Chopps, do vinho e etc.

A boa notícia é esta onde resume o seguinte: não é a quantidade, a qualidade, o tempo, que transformará um homem em "bêbado!"

É a predisposição do seu caráter!

Portanto, é possível sim, o sujeito beber "socialmente" a vida inteira, sem ter muita complicação com a bebida!

A vida inteira, entenda-se, em sua casa, esporadicamente em festas e mesmo regularmente, sem contudo causar grandes problemas a si próprio, a si mesmo e familiares. Entretanto, terá sim complicações com a polícia se pego num exame de bafômetro vez ou outra, vez ou outra, pode perder o controle do carro, e causar pequenos acidentes, porém, enquanto não perder o controle da vida, pode se considerar feliz!

Só o fato do indivíduo saber não ser portador de uma doença, não é uma grande felicidade?

Imagine uma pessoa (e isso já houve devido a péssimo diagnóstico médico) receber a notícia que é aidética e posteriormente descobrir não ser verdade! Não é não uma grande vitória?

Porém, são espécies de águas que se misturam e acabam migrando misteriosamente. Como assim? Claro, igual ao exemplo do Rio Negro e o Rio Solimões, olhando de cima fica claro a diferença entre ambos, mas, quanto da água de um passou para o outro sem ninguém conseguir avaliar? Afinal, ambos são H_2O.

Quanto a má notícia é a seguinte: o viciado, geralmente segue a mesma linha do bebedor social, e pela linha tênue do comportamento de ambos, se confundirão (em seu comportamento).

Pode ser ainda a bebida, aja, muito mais devagar naquele que será "premiado" e depois "agraciado" com o desejo perpétuo, do que com aquele outro bebedor regular e social, como costumeiramente denomina o povo.

Dois amigos, duas amigas por exemplo, bebendo, pode ser que no futuro tomem caminhos completamente diferentes. Pode ser que um(a) enverede pelo caminho sem volta do vício, enquanto o (a) outro(a), nunca tenha problema pela ingestão de aperitivos!

É sim, é um mistério, somente pagando para ver, literalmente, uma vez ser bebida sempre paga para prova-la.

Muitos sobreviverão para contar a história, outros não terão a mesma sorte, pois, morrerão em vida, antes da chegada da morte.

Ocorre certamente é claro, o fascinar da bebida para a comunidade é alucinante e infelizmente a liberalidade dessa juventude, no presente causará muita dificuldade e dependência no futuro, quando descobrirem principalmente, que essas amizades, essas denominações de melhor amigo, amiga, é tudo fantasia. Quando se acharem "dominados" pelo péssimo e escravizante

hábito, terão de carregar sua sina sozinhos.

CAPÍTULO XXI

SE O ÚNICO INCONVENIENTE

DA BEBIDA ALCÓLICA FOSSE

SUAS CALORIAS!

"Nunca había pensado que alcohol tenía calorías, lo tomaba como El agua!" (nunca havia pensado que o álcool tinha tantas calorias se ingerido como água).

Jornal O Clarim, Lunes (segunda-feira), 11 de maio de 2015 –Buenos Aires – ARGENTINA.

Uma das sub manchetes de um dos maiores jornais da Argentina, estampando lá um estudo, publicado nas páginas do *British Medical Journal*, dando conta que, segundo o pesquisas, bebida alcoólica em excesso engorda, devido ao seu excesso de calorias.

O negócio é tão sério, que segundo o Jornal, nos EUA "(...) a fines 2015 los locales gastronômicos estarán obligados a brindar (?) esta informacion!"

Sendo assim, o vilão dos calóricos alcoólicos seria a vodcka com 315 cal., superando em muito os 45 da "ceuveja" e as 78 do vinho!

Muitas mulheres preocupadas com o "arredondamento em excesso" de suas curvas, estão, segundo elas, moderando o hábito de beber?!

Tudo na teoria é lindo!

Na teoria eu até posso me imaginar viajando de disco voador(?!) – Não tem nada a ver!

Na teoria posso até imaginar que no Brasil não tem político corrupto e que um dia todos pagarão pelos desvios que fazem...

Posso até acreditar que os pastores só pensam em ajudar ao semelhante, que o rico vai ajudar ao pobre... posso mesmo acreditar que o Pelé, finalmente se conformará!

Finalmente, teoricamente, posso até acreditar que a paz será conquistada no mundo através do uso de força, através de armas de guerra., etc., etc, etc.

Mas, a realidade é bem outra!

O dom, é algo inexplicável que uma pessoa trás consigo, cuja complexidade e entendimento vai muito além dos anais da Ciência e compreensão da humanidade!

Com efeito, baseado nisso, temos um indivíduo do raciocínio curto que nada mais sabe que chutar uma bola, ttrnando-se multimilionário e um outro PhD (aqui no Brasil) que só não mora na favela, porque dá aula de manhã até à noite!

Enfim, o vício, assim como a virtude e o dom, é algo inerente aos seres humanos, homens e mulheres, se já vieram agraciados com ele... basta um trago no cigarro, basta uma "cheirada", basta um gole... e a desgraça estará feita!

Então como aquele estudo se preocupa tão somente com o alto consumo de calorias, através da ingestão do álcool, quando o problema É EXATAMENTE OUTRO?

E qual o outro problema?

Aqui no Brasil, ou melhor, aqui em São Paulo, é fácil de entender, bastante olhar a "Cracolândia!"

Ao contrário da Disneylândia, por não ter brinquedo, nem o Pateta e nem o pato Donald, a "diversão" para os viciados, é 100% garantida, ainda mais, quando o poder público (a Prefeitura), prefere, empurrar para "debaixo do tapete" e transferir a "Disneylândia"dos viciados, para " Rua de Cima!".

Por fim, 99% daqueles "senhores" que ali estão, carregando "trapos" sobre seus corpos, tocas imundas nas cabeças e um "desejo insaciável" de consumir, começaram anteriormente sua jornada para a decadência, ingerindo, por exemplo, aquela "inofensiva ceuveja", cujo nível de calorias, segundo o estudo, é insignificante!

Mulheres, mulheres, argentinas e brasileñas, entre ficar "gordinha" e livre de vício a ser uma pretensa cândida a miss dependente química, é melhor pensar duas vezes e por via das dúvidas, NEGLIGENCIAR COMPLETAMENTE ESSE ESTUDO! SAÚDE!!!

UM CORPO ESTRANHO NO SEU SER (?!)

É exatamente isso que ocorre, quando há o uso de droga, de bebida ou de qualquer outra substância psicoativa que altere a capacidade de raciocinar e impeça o indivíduo de pensar!

Não existe quem não sabe beber muito menos aquele que é especialista na ingestão. O que existe é aquele que ainda consegue administrar sua dose e aqueles outros que perderam completamente o controle sobre a mesma.

Um primo meu, que muito recentemente havia conseguido parar de beber e de fumar também, em prol de uma possível paixão, cedeu!

Sua paixão partiu e seu desejo voltou. Retornou aos velhos hábitos de uma maneira que eu nunca havia observado em alguém de meu próximo contato.

Bebeu, perdeu.

Nessa curta explanação eu ataco esse tema, contudo estou pouco me importando com aqueles que desejam beber toda a bebida do mundo, disfarçada nas pequenas doses de vinhos "especiais", Whisky envelhecido, etc.

Fato é que um homem armado e um outro motorizado, são homicidas em potencial e enquanto a humanidade teimar em fazer as coisas do seu jeito, a desgraça vai de abater sobre as famílias e a "inofensiva" bebida, vai manter as "portas abertas", para novas emoções com outros alucinógenos.